54 Recetas de Jugos Post Quimioterapia:

Jugos Ricos En Vitaminas Que Fortalecerán su Cuerpo Naturalmente Sin el Uso de Píldoras y Medicinas

Por

Joe Correa CSN

DERECHOS DE AUTOR

Esta publicación está diseñada para proveer información precisa y autoritaria respecto al tema en cuestión. Es vendido con el entendimiento de que ni el autor ni el editor están envueltos en brindar consejo médico. Si éste fuese necesario, consultar con un doctor. Este libro es considerado una guía y no debería ser utilizado en ninguna forma perjudicial para su salud. Consulte con un médico antes de iniciar este plan nutricional para asegurarse que sea correcto para usted.

RECONOCIMIENTOS

Este libro está dedicado a mis amigos y familiares que han tenido una leve o grave enfermedad, para que puedan encontrar una solución y hacer los cambios necesarios en su vida.

54 Recetas de Jugos Post Quimioterapia:

Jugos Ricos En Vitaminas Que Fortalecerán su Cuerpo Naturalmente Sin el Uso de Píldoras y Medicinas

Por

Joe Correa CSN

CONTENIDOS

Derechos de Autor

Reconocimientos

Acerca Del Autor

Introducción

54 Recetas de Jugos Post Quimioterapia: Jugos Ricos En Vitaminas Que Fortalecerán su Cuerpo Naturalmente Sin el Uso de Píldoras y Medicinas

Otros Títulos de Este Autor

ACERCA DEL AUTOR

Luego de años de investigación, honestamente creo en los efectos positivos que una nutrición apropiada puede tener en el cuerpo y la mente. Mi conocimiento y experiencia me han ayudado a vivir más saludablemente a lo largo de los años y los cuales he compartido con familia y amigos. Cuanto más sepa acerca de comer y beber saludable, más pronto querrá cambiar su vida y sus hábitos alimenticios.

La nutrición es una parte clave en el proceso de estar saludable y vivir más, así que empiece ahora. El primer paso es el más importante y el más significativo.

INTRODUCCIÓN

54 Recetas de Jugos Post Quimioterapia: Jugos Ricos En Vitaminas Que Fortalecerán su Cuerpo Naturalmente Sin el Uso de Píldoras y Medicinas

Por Joe Correa CSN

El período después de la quimioterapia es extremadamente delicado, y varía de una persona a otra. Sus células usualmente se recuperan con el tiempo, pero necesitan su ayuda.

Algunos de los efectos secundarios más comunes de la quimioterapia son definitivamente la náusea y vómitos, pérdida de cabello, debilidad y fatiga, y médula ósea debilitada.

Hay muchas medicaciones diferentes que ayudan a reducir la náusea, vómitos y debilidad general. Pero, en vez de tomar una pastilla cada vez que sienta náuseas, podría intentar ayudarse de una forma natural. Los doctores recomiendan beber muchos fluidos, usualmente en porciones pequeñas, y qué mejor fluido que un jugo casero, que llenará su cuerpo con muchos nutrientes para una recuperación más rápida. Sin embargo, asegúrese de beber jugos al menos una hora antes de las comidas, y no junto a ella.

Los efectos secundarios son, lamentablemente, normales para este tipo de tratamiento. Es una forma de su cuerpo de decirle que está débil y necesita ayuda. Es por ello que he creado una colección de jugos para después de la quimioterapia, que están basados en los alimentos más saludables del mundo, repletos de nutrientes clave que su cuerpo necesita en este preciso momento para curarse y recuperarse.

Usted pasó por un período extremadamente difícil en la vida, y merece lo mejor para recuperar su salud y volver a su estilo de vida normal. Pruebe mis recetas, combine con algunos de sus ingredientes favoritos, y disfrútelas cada día.

54 RECETAS DE JUGOS POST QUIMIOTERAPIA: JUGOS RICOS EN VITAMINAS QUE FORTALECERÁN SU CUERPO NATURALMENTE SIN EL USO DE PÍLDORAS Y MEDICINAS

1.   Jugo de Jengibre y Zanahoria

Ingredientes:

1 zanahoria mediana

1 manzana mediana, sin centro

1 pepino grande

1 remolacha grande, recortada

1 nudo de jengibre pequeño, de 1 pulgada

Preparación:

Lavar la zanahoria y pepino, y cortarlos en rodajas gruesas. Dejar a un lado.

Lavar la manzana y remover el centro. Trozar y dejar a un lado.

Lavar la remolacha y recortar las partes verdes. Trozar y dejar a un lado.

Pelar el nudo de jengibre y dejar a un lado.

Combinar la zanahoria, manzana, pepino, remolacha y jengibre en una juguera, y pulsar.

Transferir a un vaso y añadir algunos cubos de hielo. Servir inmediatamente.

Información nutricional por porción: Kcal: 166, Proteínas: 4.7g, Carbohidratos: 48.4g, Grasas: 0.9g

2.   Jugo de Albahaca y Miel

Ingredientes:

1 corazón grande de alcachofa

1 taza de palta, en cubos

1 pepino grande

1 taza de albahaca fresca

1 taza de repollo verde

1 cucharada de miel líquida

Preparación:

Recortar las hojas externas de la alcachofa. Lavar y trozar. Dejar a un lado.

Pelar la palta y cortarla por la mitad. Remover el carozo y cortar en cubos. Reservar el resto para otro jugo. Dejar a un lado.

Lavar el pepino y cortar en rodajas gruesas. Dejar a un lado.

Lavar la albahaca y repollo, y romper con las manos. Dejar a un lado.

Procesar la alcachofa, palta, pepino, albahaca y repollo en una juguera. Transferir a un vaso y añadir la miel líquida.

Refrigerar 30 minutos antes de servir.

Información nutricional por porción: Kcal: 357, Proteínas: 12.1g, Carbohidratos: 63.6g, Grasas: 22.8g

3.   Jugo de Espinaca y Granada

Ingredientes:

1 puñado de espinaca fresca

1 taza de semillas de granada

1 taza de col rizada fresca

1 limón grande, sin piel

1 taza de berro

1 taza de Acelga

Preparación:

Combinar la espinaca, col rizada, berro y acelga en un colador. Lavar bajo agua fría. Colar y romper con las manos. Dejar a un lado.

Cortar la parte superior de la granada y deslizar hacia las membranas blancas. Remover las semillas a un tazón y dejar a un lado.

Pelar el limón y cortarlo por la mitad. Dejar a un lado.

Procesar la espinaca, col rizada, berro, acelga, semillas de granada y limón en una juguera.

Transferir a un vaso y añadir algunos cubos de hielo antes de servir.

Información nutricional por porción: Kcal: 357, Proteínas: 12.1g, Carbohidratos: 63.6g, Grasas: 22.8g

4.   Jugo de Espárragos y Pimiento

Ingredientes:

2 tazas de espárragos frescos, recortados

1 bulbo de hinojo grande, recortado

1 pimiento verde grande, sin semillas

1 pimiento amarillo grande, sin semillas

1 rodaja de jengibre, de 1 pulgada

2 onzas de agua

Preparación:

Lavar los espárragos y recortar las puntas. Trozar y dejar a un lado.

Lavar le bulbo de hinojo y recortar las capas marchitas. Trozar y dejar a un lado.

Lavar los pimientos y cortarlos por la mitad. Remover las semillas y cortar en rodajas pequeñas. Dejar a un lado.

Pelar la rodaja de jengibre y dejar a un lado.

Combinar los espárragos, hinojo, pimientos verdes y amarillos, y raíz de jengibre en una juguera, y pulsar.

Transferir a un vaso y añadir el agua. Refrigerar 10 minutos antes de servir.

Información nutricional por porción: Kcal: 143, Proteínas: 12.1g, Carbohidratos: 47.2g, Grasas: 1.5g

5.   Jugo de Melón y Chirivías

Ingredientes:

1 gajo grande de melón dulce

1 taza de Brotes de Bruselas, recortados

1 taza de chirivías, recortadas

1 taza de brócoli fresco

1 manzana mediana, sin centro

2 onzas de agua

Preparación:

Cortar el melón por la mitad. Remover las semillas. Cortar un gajo grande y pelarlo. Trozar y poner en un tazón. Envolver el resto y poner en la nevera.

Lavar los brotes de Bruselas y recortar las hojas externas. Cortar por la mitad y dejar a un lado.

Lavar las chirivías y cortar en rodajas gruesas. Rellenar un vaso medidor y reservar el resto. Dejar a un lado.

Lavar el brócoli y trozarlo. Dejar a un lado.

Lavar la manzana y remover el centro. Trozar y dejar a un lado.

Procesar el melón, brotes de Bruselas, chirivías, brócoli y manzana en una juguera.

Transferir a un vaso y añadir el agua. Agregar hielo y servir.

Información nutricional por porción: Kcal: 251, Proteínas: 8.7g, Carbohidratos: 75.1g, Grasas: 1.5g

6.   Jugo de Brócoli y Verdes de Mostaza

Ingredientes:

2 tazas de brócoli fresco

1 taza de verdes de mostaza

1 pomelo grande

1 taza de Lechuga Romana

1 calabacín mediano

2 onzas de agua

Preparación:

Lavar el brócoli y trozarlo. Dejar a un lado.

Combinar los verdes de mostaza y lechuga romana en un colador. Lavar bajo agua fría y romper con las manos. Dejar a un lado.

Pelar el pomelo y dividirlo en gajos. Dejar a un lado.

Pelar el calabacín y cortarlo por la mitad. Remover las semillas y trozar. Dejar a un lado.

Procesar el brócoli, verdes de mostaza, pomelo, lechuga y calabacín en una juguera. Transferir a un vaso y añadir hielo.

Servir inmediatamente.

Información nutricional por porción: Kcal: 166, Proteínas: 11.6g, Carbohidratos: 48.6g, Grasas: 2.1g

7.   Jugo de Naranja y Cantalupo

Ingredientes:

2 naranjas grandes, sin piel

1 taza de cantalupo, en cubos

2 rábanos medianos, recortados

1 nudo de jengibre, 1 pulgada

1 cucharada de miel líquida

2 onzas de agua

Preparación:

Pelar las naranjas y dividirlas en gajos. Dejar a un lado.

Cortar el cantalupo por la mitad. Remover las semillas y pulpa. Cortar un gajo grande y pelarlo. Trozar y dejar a un lado. Reservar el resto en la nevera.

Lavar los rábanos y recortar las partes verdes. Trozar y dejar a un lado.

Pelar el nudo de jengibre y dejar a un lado.

Procesar las naranjas, cantalupo, rábanos y jengibre en una juguera. Transferir a un vaso y añadir la miel y agua.

Agregar algunos cubos de hielo o refrigerar 10 minutos antes de servir.

Información nutricional por porción: Kcal: 250, Proteínas: 4.9g, Carbohidratos: 74.3g, Grasas: 0.8g

8.   Jugo Italiano de Tomate

Ingredientes:

2 tomates grandes

1 taza de albahaca fresca

1 taza de apio fresco, en trozos

½ cucharadita de Sal Himalaya

½ cucharadita de orégano seco, molido

Preparación:

Lavar los tomates y ponerlos en un tazón. Cortar en cuartos y reservar el jugo. Dejar a un lado.

Combinar la albahaca y apio en un colador, y lavar bajo agua fría. Romper con las manos y dejar a un lado.

Combinar los tomates, albahaca y apio en una juguera, y pulsar.

Transferir a un vaso y añadir el jugo de tomate reservado y sal. Rociar con orégano para más sabor.

Refrigerar 10 minutos antes de servir.

Información nutricional por porción: Kcal: 64, Proteínas: 4.6g, Carbohidratos: 17.8g, Grasas: 1.1g

9.   Jugo de Coco y Papaya

Ingredientes:

1 papaya grande, sin semillas y sin piel

2 zanahorias grandes

1 lima grande, sin piel

2 onzas de agua de coco

Preparación:

Pelar la papaya y cortarla por la mitad. Remover las semillas y pulpa. Trozar y dejar a un lado.

Lavar las zanahorias y cortarlas en rodajas gruesas. Dejar a un lado.

Pelar la lima y cortarla por la mitad. Dejar a un lado.

Combinar la papaya, zanahorias y lima en una juguera, y pulsar.

Transferir a un vaso y añadir el agua de coco. Agregar algunos cubos de hielo o refrigerar antes de servir.

Información nutricional por porción: Kcal: 347, Proteínas: 5.2g, Carbohidratos: 119g, Grasas: 2.4g

10. Jugo Amarillo

Ingredientes:

1 trozos grandes de calabacín

1 limón grande, sin piel

1 taza de calabaza

1 manzana amarilla mediana, sin centro

1 banana mediana

2 onzas de agua

Preparación:

Pelar el calabacín y cortarlo por la mitad. Remover las semillas, trozar y dejar a un lado.

Pelar el limón y cortarlo por la mitad. Dejar a un lado.

Pelar la calabaza y cortarla por la mitad. Remover las semillas. Cortar un gajo grande y pelarlo. Trozar y dejar a un lado. Reservar el resto.

Lavar la manzana y remover el centro. Trozar y dejar a un lado.

Pelar la banana y trozarla. Dejar a un lado.

Procesar el calabacín, limón, calabaza, manzana y banana en una juguera. Transferir a un vaso y añadir el agua.

Agregar hielo y servir inmediatamente.

Información nutricional por porción: Kcal: 254, Proteínas: 7.5g, Carbohidratos: 72.9g, Grasas: 1.9g

11.   Jugo de Chía

Ingredientes:

1 pepino grande

1 limón grande, sin piel

1 lima grande, sin piel

1 naranja grande, sin piel

1 cucharada de semillas de chía

2 onzas de agua

Preparación:

Lavar el pepino y cortar en rodajas gruesas. Dejar a un lado.

Pelar el limón y lima, y cortar por la mitad. Dejar a un lado.

Pelar la naranja y dividir en gajos. Dejar a un lado.

Combinar el pepino, limón, lima y naranja en una juguera, y pulsar.

Transferir a un vaso y añadir semillas de chía. Agregar algunos cubos de hielo y refrigerar 20 minutos antes de servir.

Añadir el agua luego de refrigerar.

Información nutricional por porción: Kcal: 186, Proteínas: 6.2g, Carbohidratos: 41.4g, Grasas: 5g

12.   Jugo de Acelga y Apio

Ingredientes:

1 taza de Acelga

1 taza de apio

1 manzana mediana, sin centro

1 taza de verdes de ensalada

2 cucharadas de perejil fresco

4-5 hojas de espinaca fresca

2 onzas de agua

Preparación:

Combinar la acelga, verdes de ensalada, apio y espinaca en un colador. Lavar bajo agua fría y colar. Romper con las manos y dejar a un lado.

Lavar la manzana y remover el centro. Trozar y dejar a un lado.

Combinar la acelga, apio, manzana, verdes de ensalada y espinaca en una juguera, y pulsar.

Transferir a vasos y añadir el agua. Agregar hielo y decorar con perejil fresco.

Información nutricional por porción: Kcal: 106, Proteínas: 4.8g, Carbohidratos: 31.3g, Grasas: 1.1g

13.   Jugo de Sandía y Berro

Ingredientes:

1 taza de sandía, sin semillas

1 taza de berro

2 puerros grandes

1 limón grande, sin piel

1 taza de verdes de remolacha

2 onzas de agua

Preparación:

Cortar la sandía por la mitad. Para dos tazas, necesitará dos gajos grandes. Pelarlos y trozarlos. Remover las semillas y dejar a un lado. Reservar el resto.

Lavar el berro y verdes de remolacha bajo agua fría, y romper con las manos. Dejar a un lado.

Lavar los puerros y cortar en trozos de 1 pulgada. Dejar a un lado.

Pelar el limón y cortarlo por la mitad. Dejar a un lado.

Combinar la sandía, berro, puerros, limón y verdes de remolacha en una juguera, y pulsar.

Transferir a un vaso y añadir el agua. Agregar algunos cubos de hielo y servir inmediatamente.

Información nutricional por porción: Kcal: 156, Proteínas: 5.9g, Carbohidratos: 44.2g, Grasas: 1.1g

14.   Jugo de Arándanos y Calabaza

Ingredientes:

1 taza de arándanos

1 naranja grande, sin piel

1 taza de calabaza

1 manzana mediana, sin centro

1 kiwi grande, sin piel

2 cucharadas de perejil fresco

Preparación:

Poner los arándanos en un colador y lavar bajo agua fría. Colar y dejar a un lado.

Pelar la naranja y dividir en gajos. Dejar a un lado.

Pelar la calabaza y remover las semillas. Cortar en cubos pequeños y reservar el resto en la nevera.

Lavar la manzana y remover el centro. Trozar y dejar a un lado.

Pelar el kiwi y cortarlo por la mitad. Dejar a un lado.

Procesar los arándanos, naranja, calabaza, manzana y kiwi en una juguera.

Transferir a un vaso y decorar con perejil.

Refrigerar 10 minutos antes de servir.

Información nutricional por porción: Kcal: 304, Proteínas: 5.9g, Carbohidratos: 92.4g, Grasas: 1.6g

15.   Jugo de Frutilla y Remolacha

Ingredientes:

1 taza de frutillas frescas

1 taza de remolachas, recortadas

1 manzana roja grande, sin centro

1 lima grande, sin piel

1 nudo de jengibre, 1 pulgada

1 cucharada de miel líquida

2 onzas de agua

Preparación:

Poner las frutillas en un colador y lavar bajo agua fría. Colar y cortar por la mitad. Dejar a un lado.

Lavar las remolachas y cortar las partes verdes. Trozar y rellenar un vaso medidor. Reservar el resto. Dejar a un lado.

Lavar la manzana y remover el centro. Trozar y dejar a un lado.

Pelar la lima y cortarla por la mitad. Dejar a un lado.

Pelar el nudo de jengibre y dejar a un lado.

Combinar las frutillas, remolachas, manzana y jengibre en una juguera, y pulsar.

Transferir a un vaso y añadir la miel y agua. Agregar hielo y servir inmediatamente.

Información nutricional por porción: Kcal: 277, Proteínas: 4.2g, Carbohidratos: 82.4g, Grasas: 1.3g

16. Jugo de Batata y Espinaca

Ingredientes:

1 taza de batatas, en cubos

1 puñado de espinaca fresca

1 pepino grande

1 nudo de jengibre, 1 pulgada

Preparación:

Pelar las batatas y cortar en cubos. Rellenar un vaso medidor y reservar el resto. Dejar a un lado.

Lavar la espinaca bajo agua fría y romper con las manos. Dejar a un lado.

Lavar el pepino y cortar en rodajas gruesas. Dejar a un lado.

Pelar el nudo de jengibre y dejar a un lado.

Combinar las batatas, espinaca, pepino y raíz de jengibre, y pulsar.

Transferir a un vaso y añadir el agua. Refrigerar 15 minutos antes de servir.

Información nutricional por porción: Kcal: 190, Proteínas: 13.8g, Carbohidratos: 51.1g, Grasas: 1.7g

17.   Jugo de Brotes de Bruselas

Ingredientes:

1 taza de Brotes de Bruselas, recortados

1 taza de brócoli fresco

1 cabeza grande de alcachofa

1 limón grande, sin piel

1 pepino grande

3 cucharadas de perejil fresco

Preparación:

Lavar los brotes de Bruselas y recortar las capas externas. Cortar por la mitad y dejar a un lado.

Lavar el brócoli y trozarlo. Dejar a un lado.

Recortar las capas externas de la alcachofa. Lavar y trozar. Dejar a un lado.

Pelar el limón y cortarlo por la mitad. Dejar a un lado.

Lavar el pepino y cortar en rodajas gruesas. Dejar a un lado.

Procesar los brotes de Bruselas, brócoli, alcachofa, limón y pepino en una juguera.

Transferir a un vaso y decorar con perejil fresco. Refrigerar 10 minutos antes de servir.

Información nutricional por porción: Kcal: 140, Proteínas: 13.8g, Carbohidratos: 48.1g, Grasas: 1.4g

18.   Jugo de Frijoles Verdes

Ingredientes:

1 taza de frijoles verdes

1 taza de espárragos, recortados

1 taza de apio fresco

1 pepino grande

1 taza de Lechuga Romana

1 manzana grande, sin centro

1 onza de agua

Preparación:

Lavar los frijoles verdes y trozarlos. Dejar a un lado.

Lavar los espárragos y recortar las puntas. Trozar y dejar a un lado.

Lavar el apio y trozarlo. Dejar a un lado.

Lavar el pepino y cortar en rodajas gruesas. Dejar a un lado.

Lavar la lechuga bajo agua fría. Colar y romper con las manos. Dejar a un lado.

Lavar la manzana y remover el centro. Trozar y dejar a un lado.

Procesar los frijoles verdes, espárragos, apio, pepino, lechuga y manzana en una juguera. Transferir a un vaso y añadir agua.

Agregar hielo y servir.

Información nutricional por porción: Kcal: 185, Proteínas: 8.1g, Carbohidratos: 52.5g, Grasas: 1.3g

19.   Jugo de Calabaza y Romero

Ingredientes:

1 taza de calabaza, en cubos

1 pimiento amarillo grande, sin semillas

1 naranja grande, sin piel

1 lima grande, sin piel

1 rama de romero fresca

Preparación:

Pelar la calabaza y cortarla por la mitad. Remover las semillas, cortar un gajo grande y pelarlo. Trozar y rellenar un vaso medidor. Reservar el resto.

Lavar el pimiento y cortarlo por la mitad. Remover las semillas y cortar en rodajas finas. Dejar a un lado.

Pelar la naranja y dividir en gajos. Dejar a un lado.

Pelar la lima y cortarla por la mitad. Dejar a un lado.

Combinar la calabaza, pimiento, naranja y lima en una juguera, y pulsar. Transferir a un vaso y rociar con romero.

Refrigerar 15 minutos antes de servir.

Información nutricional por porción: Kcal: 149, Proteínas: 4.9g, Carbohidratos: 44.6g, Grasas: 0.7g

20. Jugo de Menta y Lima

Ingredientes:

1 taza de menta fresca

1 lima grande, sin piel

2 gajos grandes de melón dulce

1 manzana amarilla grande, sin centro

2 onzas de agua de coco

Preparación:

Lavar la menta bajo agua fría. Colar y romper con las manos. Dejar a un lado.

Pelar la lima y cortarla por la mitad. Dejar a un lado.

Cortar el melón por la mitad. Remover las semillas. Cortar dos gajos grandes y pelarlos. Trozar y poner en un tazón. Reservar el resto en la nevera.

Lavar la manzana y remover el centro. Trozar y dejar a un lado.

Combinar la menta, lima, melón y manzana en una juguera. Transferir a un vaso y añadir el agua de coco.

Agregar hielo y servir inmediatamente.

Información nutricional por porción: Kcal: 228, Proteínas: 3.4g, Carbohidratos: 65.7g, Grasas: 1g

21.   Jugo de Pomelo y Frambuesas

Ingredientes:

1 pomelo grande, sin piel

1 taza de frambuesas

1 zanahoria grande

1 manzana mediana, sin centro

1 rodaja de jengibre pequeña, de 1 pulgada

1 onza de agua

Preparación:

Pelar el pomelo y dividirlo en gajos. Dejar a un lado.

Poner las frambuesas en un colador y lavar bajo agua fría. Colar y dejar a un lado.

Lavar la zanahoria y cortar en rodajas gruesas. Dejar a un lado.

Lavar la manzana y remover el centro. Trozar y dejar a un lado.

Pelar el jengibre y dejar a un lado.

Procesar el pomelo, frambuesas, zanahoria, manzana y jengibre en una juguera.

Transferir a un vaso y añadir el agua. Agregar algunos cubos de hielo o refrigerar antes de servir.

Información nutricional por porción: Kcal: 239, Proteínas: 4.9g, Carbohidratos: 76.2g, Grasas: 1.7g

22.   Jugo de Ananá y Repollo

Ingredientes:

1 taza de trozos de ananá

1 taza de repollo morado, en trozos

1 remolacha grande, recortada

1 zanahoria grande

Un puñado de espinaca fresca

1 cucharada de miel líquida

Preparación:

Cortar la parte superior del ananá y pelarlo. Trozar y rellenar un vaso medidor. Reservar el resto en la nevera.

Lavar el repollo morado y espinaca, y romper con las manos. Dejar a un lado.

Lavar la remolacha y recortar las partes verdes. Trozar y dejar a un lado.

Lavar la zanahoria y cortar en rodajas gruesas. Dejar a un lado.

Procesar el ananá, repollo, remolacha, zanahoria y espinaca en una juguera.

Transferir a un vaso y añadir la miel líquida. Agregar algunos cubos de hielo y servir inmediatamente.

Información nutricional por porción: Kcal: 205, Proteínas: 5g, Carbohidratos: 62.1g, Grasas: 0.7g

23.   Jugo Fuji

Ingredientes:

2 manzanas Fuji medianas

1 limón grande, sin piel

1 pepino grande

3 tallos de apio medianos

Un puñado de espinaca

2 onzas de agua

Preparación:

Lavar las manzanas y remover el centro. Trozar y dejar a un lado.

Pelar el limón y cortarlo por la mitad. Dejar a un lado.

Lavar el pepino y cortar en rodajas gruesas. Dejar a un lado.

Lavar los tallos de apio y trozar. Dejar a un lado.

Lavar la espinaca y romper con las manos. Dejar a un lado.

Procesar las manzanas, limón, pepino, apio y espinaca en una juguera. Transferir a un vaso y añadir el agua.

Agregar hielo y servir.

Información nutricional por porción: Kcal: 224, Proteínas: 5.2g, Carbohidratos: 65.4g, Grasas: 1.5g

24.   Jugo de Calabacín y Pera

Ingredientes:

1 calabacín mediano

1 pera grande, sin centro

1 taza de brócoli fresco, en trozos

1 bulbo de hinojo grande

1 rodaja de jengibre pequeña

Preparación:

Pelar el calabacín y cortarlo por la mitad. Remover las semillas, trozar y dejar a un lado.

Lavar la pera y remover el centro. Trozar y dejar a un lado.

Lavar el brócoli y trozarlo. Dejar a un lado.

Recortar las hojas externas de la alcachofa. Trozar y dejar a un lado.

Pelar el jengibre y dejar a un lado.

Procesar el calabacín, pera, brócoli, hinojo y jengibre en una juguera.

Transferir a un vaso y añadir hielo antes de servir.

Información nutricional por porción: Kcal: 195, Proteínas: 8.7g, Carbohidratos: 64.5g, Grasas: 1.8g

25.   Jugo de Perejil

Ingredientes:

1 taza de perejil fresco, en trozos

2 tazas de Acelga

1 pepino grande

1 manzana amarilla pequeña, sin centro

1 naranja pequeña, sin piel

Preparación:

Combinar el perejil y acelga en un colador y lavar bajo agua fría. Colar y romper con las manos. Dejar a un lado.

Lavar el pepino y cortar en rodajas gruesas. Dejar a un lado.

Lavar la manzana y remover el centro. Trozar y dejar a un lado.

Pelar la naranja y dividir en gajos. Dejar a un lado.

Combinar el perejil, acelga, pepino, manzana y naranja en una juguera, y pulsar. Transferir a un vaso y añadir hielo antes de servir.

Información nutricional por porción: Kcal: 161, Proteínas: 6.3g, Carbohidratos: 46.3g, Grasas: 1.2g

26.   Jugo de Jalapeño y Sandía

Ingredientes:

2 tazas de sandía, sin semillas

1 taza de Lechuga Romana, en trozos

1 naranja grande, sin piel

1 taza de albahaca fresca, en trozos

¼ cucharadita de pimiento jalapeño, molido

Preparación:

Cortar la sandía por la mitad. Para dos tazas, necesitará dos gajos grandes. Pelarlos y trozarlos. Remover las semillas y dejar a un lado. Reservar el resto.

Combinar la lechuga y albahaca en un colador, y lavar bajo agua fría. Colar y trozar. Dejar a un lado.

Pelar la naranja y dividir en gajos. Dejar a un lado.

Procesar la sandía, lechuga, albahaca y naranja en una juguera.

Transferir a un vaso y añadir el pimiento jalapeño. Refrigerar 15 minutos antes de servir.

Información nutricional por porción: Kcal: 165, Proteínas: 4.9g, Carbohidratos: 46.7g, Grasas: 1g

27.   Jugo de Rúcula

Ingredientes:

1 taza de rúcula fresca

1 taza de menta fresca

1 zanahoria grande

1 naranja grande, sin piel

1 pimiento rojo grande, sin semillas

Preparación:

Combinar la rúcula y menta en un colador y lavar bajo agua fría. Colar y romper con las manos. Dejar a un lado.

Lavar la zanahoria y cortar en rodajas gruesas. Dejar a un lado.

Pelar la naranja y dividir en gajos. Dejar a un lado.

Lavar el pimiento y cortarlo por la mitad. Remover las semillas y trozar. Dejar a un lado.

Combinar la rúcula, menta, zanahoria, naranja y pimiento en una juguera, y pulsar.

Transferir a un vaso y añadir el agua. Puede agregar una pizca de sal Himalaya.

Añadir hielo y servir inmediatamente.

Información nutricional por porción: Kcal: 153, Proteínas: 7.9g, Carbohidratos: 47.3g, Grasas: 1.3g

28.   Jugo de Verdes Mixtos

Ingredientes:

1 taza de verdes de ensalada, en trozos

1 taza de Acelga, en trozos

1 taza de lechuga roja, en trozos

1 taza de Lechuga Romana, en trozos

1 pepino grande

1 naranja grande, sin piel

1 limón grande, sin piel

2 onzas de agua

Preparación:

Combinar los verdes de ensalada, acelga, lechuga roja y lechuga romana en un colador. Lavar bajo agua fría y colar. Romper con las manos y dejar a un lado.

Lavar el pepino y cortar en rodajas gruesas. Dejar a un lado.

Pelar la naranja y dividir en gajos. Dejar a un lado.

Pelar el limón y cortarlo por la mitad. Dejar a un lado.

Procesar los verdes de ensalada, acelga, lechuga roja, lechuga romana, pepino, naranja y limón en una juguera.

Transferir a un vaso y añadir el agua.

Agregar hielo y servir inmediatamente.

Información nutricional por porción: Kcal: 136, Proteínas: 7g, Carbohidratos: 43.4g, Grasas: 1.2g

29.   Jugo de Brócoli y Ciruela

Ingredientes:

5 ciruelas grandes, sin carozos

1 taza de brócoli fresco

1 pepino grande

1 manzana mediana, sin centro

Preparación:

Lavar las ciruelas y cortarlas por la mitad. Remover los carozos y dejar a un lado.

Lavar el brócoli y trozarlo. Dejar a un lado.

Lavar el pepino y cortarlo en rodajas gruesas. Dejar a un lado.

Lavar la manzana y remover el centro. Trozar y dejar a un lado.

Combinar las ciruelas, brócoli, pepino y manzana en una juguera, y pulsar.

Transferir a un vaso y añadir algunos cubos de hielo antes de servir.

Información nutricional por porción: Kcal: 268, Proteínas: 7.6g, Carbohidratos: 77.4g, Grasas: 1.9g

30. Jugo Dulce de Damasco

Ingredientes:

1 taza de damascos, sin carozos y por la mitad

1 limón grande, sin piel

1 zanahoria grande

1 manzana verde mediana, sin centro

1 cucharada de miel líquida

2 onzas de agua

Preparación:

Lavar los damascos y cortarlos por la mitad. Remover los carozos y rellenar un vaso medidor. Reservar el resto. Dejar a un lado.

Pelar el limón y cortarlo por la mitad. Dejar a un lado.

Lavar la zanahoria y cortar en rodajas gruesas. Dejar a un lado.

Lavar la manzana y remover el centro. Trozar y dejar a un lado.

Combinar los damascos, limón, zanahoria y manzana en una juguera, y pulsar.

Transferir a un vaso y añadir la miel líquida y agua.

Refrigerar 15 minutos antes de servir.

Información nutricional por porción: Kcal: 243, Proteínas: 4.2g, Carbohidratos: 69.3g, Grasas: 1.3g

31.   Jugo de Mango y Col Rizada

Ingredientes:

1 taza de mango, en trozos

1 taza de col rizada fresca

1 cabeza grande de alcachofa

1 pepino grande

1 nudo de jengibre, de 1 pulgada

2 onzas de agua

Preparación:

Lavar el mango y trozarlo. Rellenar un vaso medidor y reservar el resto. Dejar a un lado.

Lavar la col rizada y romper con las manos. Dejar a un lado.

Lavar el pepino y cortar en rodajas gruesas. Dejar a un lado.

Pelar el nudo de jengibre y dejar a un lado.

Procesar el mango, col rizada, pepino y jengibre en una juguera.

Transferir a un vaso y añadir el agua. Agregar hielo y servir.

Información nutricional por porción: Kcal: 197, Proteínas: 11.6g, Carbohidratos: 59.6g, Grasas: 1.8g

32.   Jugo Verde de Pimienta

Ingredientes:

1 taza de brócoli fresco

1 zanahoria grande

1 puerro grande

1 taza de col rizada, en trozos

1 lima grande, sin piel

1 limón grande, sin piel

1 pepino grande

¼ cucharadita de Pimienta cayena, molida

Preparación:

Lavar el brócoli y trozarlo. Dejar a un lado.

Lavar la zanahoria y pepino, y cortarlos en rodajas gruesas. Dejar a un lado.

Lavar la col rizada y apio bajo agua fría. Trozar y dejar a un lado.

Pelar el limón y lima, y cortar por la mitad. Dejar a un lado.

Procesar el brócoli, zanahoria, col rizada, puerro, limón y lima en una juguera.

Transferir a un vaso y añadir la pimienta cayena.

Refrigerar 30 minutos antes de servir.

Información nutricional por porción: Kcal: 174, Proteínas: 10.2g, Carbohidratos: 51.4g, Grasas: 1.9g

33.   Jugo Invernal de Calabaza

Ingredientes:

2 tazas de calabaza, sin semillas

2 zanahorias grandes

1 manzana Granny Smith grande

1 rodaja de jengibre pequeña

Preparación:

Pelar la calabaza y remover las semillas. Cortar en cubos pequeños y rellenar un vaso medidor. Reservar el resto para otro jugo.

Lavar las zanahorias y cortarlas en rodajas gruesas. Dejar a un lado.

Lavar la manzana y remover el centro. Trozar y dejar a un lado.

Pelar la rodaja de jengibre y dejar a un lado.

Procesar la calabaza, zanahorias, manzana y jengibre en una juguera.

Transferir a vasos y refrigerar antes de servir.

Información nutricional por porción: Kcal: 246, Proteínas: 5.1g, Carbohidratos: 75g, Grasas: 1.1g

34.   Jugo de Rábano y Remolacha

Ingredientes:

1 naranja grande, sin piel

1 taza de remolachas, recortadas y en trozos

1 rábano grande, en trozos

1 taza de col rizada fresca, en trozos

1 pepino grande

Preparación:

Pelar la naranja y dividir en gajos. Dejar a un lado.

Lavar las remolachas y recortar las partes verdes. Trozar y dejar a un lado.

Lavar el rábano y recortar las partes verdes. Trozar y dejar a un lado.

Lavar la col rizada bajo agua fría. Colar y romper con las manos. Dejar a un lado.

Lavar el pepino y cortar en rodajas gruesas. Dejar a un lado.

Combinar la naranja, remolachas, rábano, col rizada y pepino en una juguera, y pulsar.

Transferir a un vaso y añadir hielo antes de servir.

Información nutricional por porción: Kcal: 174, Proteínas: 8.8g, Carbohidratos: 51.7g, Grasas: 1.4g

35.   Jugo de Hinojo y Verdes

Ingredientes:

1 bulbo de hinojo grande

1 manzana amarilla grande, sin centro

1 taza de col rizada fresca, en trozos

1 taza de verdes de mostaza

1 pimiento, sin semillas

Preparación:

Lavar le bulbo de hinojo y recortar las capas marchitas. Trozar y dejar a un lado.

Lavar la manzana y remover el centro. Trozar y dejar a un lado.

Combinar la col rizada y verdes de mostaza en un colador. Lavar bajo agua fría y romper con las manos. Dejar a un lado.

Lavar el pimiento y cortarlo por la mitad. Remover las semillas y trozar. Dejar a un lado.

Procesar el hinojo, manzana, col rizada, verdes de mostaza y pimiento en una juguera.

Transferir a un vaso y refrigerar 10 minutos antes de servir.

Información nutricional por porción: Kcal: 199, Proteínas: 9.4g, Carbohidratos: 62.4g, Grasas: 1.9g

36.   Jugo de Verano de Durazno

Ingredientes:

2 duraznos grandes, sin carozos y por la mitad

1 taza de damascos, sin carozos y por la mitad

1 taza de cantalupo, en trozos

3 onzas de agua de coco

Preparación:

Lavar los duraznos y cortarlos por la mitad. Remover los carozos y trozar. Dejar a un lado.

Lavar los damascos y cortarlos por la mitad. Remover los carozos y rellenar un vaso medidor. Reservar el resto. Dejar a un lado.

Cortar el cantalupo por la mitad. Remover las semillas y cortar 2 gajos grandes. Pelar y trozar. Rellenar un vaso medidor y reservar el resto en la nevera.

Procesar los duraznos, damascos y cantalupo en una juguera.

Transferir a un vaso y añadir el agua de coco. Agregar hielo y servir inmediatamente.

Información nutricional por porción: Kcal: 239, Proteínas: 6.8g, Carbohidratos: 66.4g, Grasas: 1.8g

37.   Jugo de Brotes de Bruselas y Espárragos

Ingredientes:

1 taza de espárragos, recortados

1 taza de Brotes de Bruselas, recortados

1 tomate grande

1 taza de Acelga

1 pepino grande

Preparación:

Lavar los espárragos y recortar las puntas. Trozar y dejar a un lado.

Lavar los brotes de Bruselas y recortar las capas externas. Cortar por la mitad y dejar a un lado.

Lavar el tomate y ponerlo en un tazón. Cortar en cuartos y reservar el jugo. Dejar a un lado.

Lavar la acelga bajo agua fría. Colar y dejar a un lado.

Lavar el pepino y cortar en rodajas gruesas. Dejar a un lado.

Procesar los espárragos, brotes de Bruselas, tomate, acelga y pepino en una juguera.

Transferir a un vaso y añadir hielo antes de servir.

Información nutricional por porción: Kcal: 109, Proteínas: 10.1g, Carbohidratos: 32.4g, Grasas: 1.2g

## 38.	Jugo de Remolacha y Uvas

Ingredientes:

3 remolachas grandes, recortadas

2 tazas de uvas verdes

1 taza de coliflor, en trozos

1 limón grande, sin piel

Preparación:

Lavar las remolachas y recortar las partes verdes. Trozar y dejar a un lado.

Lavar las uvas verdes bajo agua fría. Dejar a un lado.

Recortar las hojas externas de la coliflor. Lavar y trozar. Rellenar un vaso medidor y reservar el resto. Dejar a un lado.

Pelar el limón y cortarlo por la mitad. Dejar a un lado.

Procesar las remolachas, uvas, coliflor y limón en una juguera.

Transferir a un vaso y añadir cubos de hielo antes de servir.

Información nutricional por porción: Kcal: 226, Proteínas: 7.8g, Carbohidratos: 65.8g, Grasas: 1.5g

39. Jugo de Verdes de Nabo

Ingredientes:

1 taza de verdes de nabo, en trozos

1 taza de col rizada, en trozos

1 taza de Lechuga Romana, en trozos

1 taza de coliflor, en trozos

1 pepino grande

Preparación:

Combinar los verdes de nabo, col rizada y lechuga romana en un colador, y lavar bajo agua fría. Colar y trozar. Dejar a un lado.

Recortar las hojas externas de la coliflor. Lavar y trozar. Rellenar un vaso medidor y reservar el resto. Dejar a un lado.

Lavar el pepino y cortar en rodajas gruesas. Dejar a un lado.

Combinar los verdes de nabo, col rizada, lechuga romana, coliflor y pepino en una juguera, y pulsar.

Transferir a un vaso y añadir hielo antes de servir.

Información nutricional por porción: Kcal: 96, Proteínas: 8.3g, Carbohidratos: 27.6g, Grasas: 1.6g

40.   Jugo de Arándanos Agrios y Manzana

Ingredientes:

1 taza de arándanos agrios

1 manzana roja grande, sin centro

1 lima grande, sin piel

1 naranja grande, sin piel

1 nudo de jengibre pequeño, 1 pulgada

Preparación:

Poner los arándanos agrios en un colador y lavar bajo agua fría. Colar y dejar a un lado.

Lavar la manzana y remover el centro. Trozar y dejar a un lado.

Pelar la lima y cortarla por la mitad. Dejar a un lado.

Pelar la naranja y dividir en gajos. Dejar a un lado.

Pelar el nudo de jengibre y dejar a un lado.

Procesar los arándanos agrios, manzana, lima, naranja y jengibre en una juguera.

Transferir a un vaso y refrigerar 15 minutos antes de servir.

Información nutricional por porción: Kcal: 240, Proteínas: 3.1g, Carbohidratos: 75.1g, Grasas: 0.9g

41.   Jugo de Tomate y Palta

Ingredientes:

1 tomate grande

1 taza de palta, en trozos

1 pepino grande

1 limón grande, sin piel

1 taza de albahaca fresca, en trozos

Preparación:

Lavar el tomate y ponerlo en un tazón. Cortar en cuartos y reservar el jugo. Dejar a un lado.

Pelar la palta y cortarla por la mitad. Remover el carozo y trozar. Rellenar un vaso medidor y reservar el resto para otro jugo.

Lavar el pepino y cortar en rodajas gruesas. Dejar a un lado.

Pelar el limón y cortarlo por la mitad. Dejar a un lado.

Lavar la albahaca y trozarla. Dejar a un lado.

Combinar el tomate, palta, pepino, limón y albahaca en una juguera, y pulsar.

Transferir a un vaso y añadir hielo antes de servir.

Información nutricional por porción: Kcal: 240, Proteínas: 3.1g, Carbohidratos: 75.1g, Grasas: 0.9g

42. Jugo de Chirivías y Calabacín

Ingredientes:

1 taza de chirivías, en trozos

1 calabacín grande, sin semillas

1 taza de batatas, en trozos

1 rodaja de jengibre, de 1 pulgada

2 onzas de agua

Preparación:

Lavar las chirivías y recortar las partes verdes. Cortar en rodajas gruesas y rellenar un vaso medidor. Reservar el resto para otro jugo.

Pelar el calabacín y cortarlo por la mitad. Remover las semillas, trozar y dejar a un lado.

Pelar la batata y trozar. Rellenar un vaso medidor y reservar el resto para otro jugo. Dejar a un lado.

Pelar el jengibre y dejar a un lado.

Procesar las chirivías, calabacín, batata y jengibre en una juguera.

Transferir a un vaso y añadir el agua.

Refrigerar 10 minutos antes de servir.

Información nutricional por porción: Kcal: 216, Proteínas: 7.6g, Carbohidratos: 61.1g, Grasas: 1.5g

43.   Jugo de Granada y Remolacha

Ingredientes:

1 taza de semillas de granada

1 taza de remolachas, recortadas y en trozos

1 lima grande, sin piel

2 zanahorias grandes

1 pepino grande

Preparación:

Cortar la parte superior de la granada y bajar hacia las membranas blancas. Remover las semillas a un vaso medidor y dejar a un lado.

Lavar las remolachas y recortar las partes verdes. Trozar y rellenar un vaso medidor. Reservar el resto.

Pelar la lima y cortarla por la mitad. Dejar a un lado.

Lavar la zanahoria y pepino, y cortarlos en rodajas gruesas. Dejar a un lado.

Procesar las semillas de granada, remolacha, lima, zanahoria y pepino en una juguera.

Transferir a un vaso y añadir el agua. Agregar hielo y servir.

Información nutricional por porción: Kcal: 194, Proteínas: 7.2g, Carbohidratos: 57.7g, Grasas: 1.9g

44.   Jugo de Coco y Bayas

Ingredientes:

1 taza de moras

1 taza de arándanos

1 taza de frutillas

1 taza de frambuesas

1 taza de arándanos agrios

3 onzas de agua de coco

Preparación:

Combinar las moras, arándanos, frutillas, frambuesas y arándanos agrios en un colador. Lavar bajo agua fría. Cortar las frutillas por la mitad y dejar a un lado.

Poner todas las bayas en una juguera y pulsar.

Transferir a un vaso y añadir hielo antes de servir.

Información nutricional por porción: Kcal: 210, Proteínas: 5.9g, Carbohidratos: 75.3g, Grasas: 2.5g

45.   Jugo de Sandía y Menta

Ingredientes:

1 taza de sandía, en trozos

1 naranja grande, sin piel

1 durazno grande, sin carozos y por la mitad

1 manzana Fuji grande, sin centro

3 cucharadas de menta fresca, en trozos

Preparación:

Cortar la sandía por la mitad. Para dos tazas, necesitará dos gajos grandes. Pelarlos y trozarlos. Remover las semillas y dejar a un lado. Reservar el resto.

Pelar la naranja y dividir en gajos. Dejar a un lado.

Lavar el durazno y cortarlo por la mitad. Remover el carozo y trozar. Dejar a un lado.

Lavar la manzana y remover el centro. Trozar y dejar a un lado.

Combinar la sandía, naranja, durazno y manzana en una juguera, y pulsar.

Transferir a un vaso y añadir menta fresca. Agregar cubos de hielo antes de servir.

Información nutricional por porción: Kcal: 269, Proteínas: 5.3g, Carbohidratos: 78.5g, Grasas: 1.3g

46. Jugo de Ciruelas y Remolacha

Ingredientes:

5 ciruelas grandes, sin carozos y por la mitad

1 taza de repollo morado, en trozos

1 pepino entero

1 limón grande, sin piel

1 taza de remolachas, recortadas

2 onzas de agua

Preparación:

Lavar las ciruelas y cortarlas por la mitad. Remover los carozos y cortar en cuartos. Dejar a un lado.

Lavar el repollo bajo agua fría. Colar y romper con las manos.

Lavar el pepino y cortar en rodajas gruesas. Dejar a un lado.

Pelar el limón y cortarlo por la mitad. Dejar a un lado.

Lavar las remolachas y recortar las partes verdes. Trozar y dejar a un lado.

Procesar las ciruelas, repollo, pepino, limón y remolacha en una juguera.

Transferir a un vaso y añadir hielo antes de servir.

Información nutricional por porción: Kcal: 243, Proteínas: 8.3g, Carbohidratos: 73.6g, Grasas: 1.7g

47.   Jugo de Palta

Ingredientes:

1 taza de palta, en rodajas

3 tazas de lechuga roja, en trozos

1 naranja grande, sin piel

½ taza de agua de coco pura, sin endulzar

1 cucharadita de miel líquida

Preparación:

Pelar la palta y cortarla por la mitad. Remover el carozo y trozar. Rellenar un vaso medidor y reservar el resto. Dejar a un lado.

Lavar la lechuga bajo agua fría. Romper con las manos y dejar a un lado.

Pelar la naranja y dividir en gajos. Dejar a un lado.

Combinar la palta, lechuga y naranja en una juguera, y pulsar.

Transferir a un vaso y refrigerar 10 minutos antes de servir.

Información nutricional por porción: Kcal: 240, Proteínas: 4.9g, Carbohidratos: 25.6g, Grasas: 21.7g

48.   Jugo de Bayas Mixtas

Ingredientes:

1 taza de arándanos

1 taza de frutillas

1 taza de arándanos agrios

1 taza de frambuesas

1 taza de moras

1 manzana Granny Smith pequeña

¼ taza de agua

1 cucharadita de azúcar de coco pura

2 onzas de agua

Preparación:

Combinar todas las bayas en un colador y lavar bajo agua fría. Cortar las frutillas por la mitad y dejar a un lado.

Remojar las bayas en agua por 10 minutos. Colar y dejar a un lado.

Lavar la manzana y remover el centro. Trozar y dejar a un lado.

Procesar las bayas y manzana en una juguera.

Transferir a un vaso y añadir el azúcar de coco y agua.

Agregar hielo y servir.

Información nutricional por porción: Kcal: 210, Proteínas: 5.7g, Carbohidratos: 82g, Grasas: 2.4g

49.   Jugo Verde de Naranja

Ingredientes:

1 taza de brócoli, en trozos

1 taza de Brotes de Bruselas, en trozos

1 taza de zanahorias, en rodajas

1 taza de verdes de nabo, en trozos

4 naranjas grandes, sin piel

1 cucharada de miel

¼ taza de agua de coco pura

Preparación:

Lavar el brócoli y trozar. Dejar a un lado.

Lavar los brotes de Bruselas y recortar las capas externas. Cortar por la mitad y dejar a un lado.

Lavar las zanahorias y cortarlas en rodajas gruesas. Dejar a un lado.

Lavar los verdes de nabo y romper con las manos. Dejar a un lado.

Pelar las naranjas y dividirlas en gajos. Dejar a un lado.

Combinar el brócoli, brotes de Bruselas, zanahorias, verdes de nabo y naranjas en una juguera, y pulsar.

Transferir a un vaso y añadir la miel y agua de coco. Agregar cubos de hielo antes de servir, o refrigerar 10 minutos.

Información nutricional por porción: Kcal: 367, Proteínas: 14.47g, Carbohidratos: 116g, Grasas: 1.9g

50. Jugo Fresco de Manzana y Pepino

Ingredientes:

3 manzanas Granny Smith grandes, sin centro

1 limón grande, sin piel

4 tazas de pepino

¼ taza de agua

1 cucharada de miel líquida

Preparación:

Lavar las manzanas y remover el centro. Trozar y dejar a un lado.

Pelar el limón y cortarlo por la mitad. Dejar a un lado.

Lavar el pepino y cortar en rodajas gruesas. Dejar a un lado.

Combinar las manzanas, limón y pepino en una juguera, y pulsar. Transferir a un vaso y añadir el agua y miel líquida.

Decorar con menta fresca.

Añadir cubos de hielo antes de servir.

Información nutricional por porción: Kcal: 327, Proteínas: 4.7g, Carbohidratos: 97g, Grasas: 1.5g

51.   Jugo de Damasco y Menta

Ingredientes:

5 damascos, en rodajas

1 durazno grande, en rodajas

1 kiwi grande, sin piel

A puñado de espinaca fresca, en trozos

1 cucharada de menta fresca, en trozos

¼ taza de agua

Preparación:

Lavar los damascos y cortarlos por la mitad. Remover los carozos y trozar. Dejar a un lado.

Lavar el durazno y cortarlo por la mitad. Remover el carozo y trozar. Dejar a un lado.

Pelar el kiwi y cortarlo por la mitad. Dejar a un lado.

Lavar la espinaca y menta bajo agua fría. Colar y trozar. Dejar a un lado.

Combinar los damascos, durazno, kiwi, espinaca y menta en una juguera, y pulsar.

Transferir a un vaso y refrigerar antes de servir.

Información nutricional por porción: Kcal: 211, Proteínas: 2.8g, Carbohidratos: 58.8g, Grasas: 2.8g

52. Jugo de Guayaba y Jengibre

Ingredientes:

1 guayaba grande, en trozos

1 rodaja de jengibre, de 1 pulgada

4 tazas de Acelga, en trozos

4 tazas de col rizada fresca, en trozos

A puñado de espinaca, en trozos

¼ taza de agua de coco pura, sin endulzar

1 cucharada de azúcar de coco pura

Preparación:

Lavar la guayaba y trozarla. Dejar a un lado.

Pelar la rodaja de jengibre y dejar a un lado.

Combinar la acelga, col rizada y espinaca en un colador, y lavar bajo agua fría. Colar y romper con las manos. Dejar a un lado.

Combinar la guayaba, jengibre, acelga, col rizada y espinaca en una juguera, y pulsar.

Transferir a un vaso y añadir el agua de coco y azúcar de coco pura.

Agregar hielo y servir inmediatamente.

Información nutricional por porción: Kcal: 287, Proteínas: 30.8g, Carbohidratos: 80g, Grasas: 6.7g

53. Jugo de Moras y Sandía

Ingredientes:

2 gajos de sandía, sin semillas

1 taza de moras, frescas

1 naranja grande, sin piel

½ taza de agua de coco pura, sin endulzar

1 cucharada de miel, cruda

Preparación:

Cortar la sandía por la mitad. Remover dos gajos grandes y pelarlos. Trozar y remover las semillas. Dejar a un lado.

Lavar las moras bajo agua fría y dejar a un lado.

Pelar la naranja y dividir en gajos. Dejar a un lado.

Combinar la sandía, moras y naranja en una juguera, y pulsar.

Transferir a un vaso y añadir el agua de coco y miel.

Refrigerar 10 minutos antes de servir.

Información nutricional por porción: Kcal: 264, Proteínas: 7.2g, Carbohidratos: 78.6g, Grasas: 1.7g

54. Jugo de Frambuesa y Palta

Ingredientes:

2 tazas de frambuesas frescas

1 taza de palta, en rodajas

1 taza de col rizada, en trozos

½ taza de agua de coco pura, sin endulzar

1 cucharadita de azúcar de coco

Preparación:

Lavar las frambuesas bajo agua fría y dejar a un lado.

Pelar la palta y cortarla por la mitad. Remover el carozo y trozar. Rellenar un vaso medidor y reservar el resto para otro jugo. Dejar a un lado.

Lavar la col rizada y romper con las manos. Dejar a un lado.

Combinar las frambuesas, palta y col rizada en una juguera, y pulsar.

Transferir a un vaso y añadir hielo antes de servir.

Información nutricional por porción: Kcal: 351, Proteínas: 17.3g, Carbohidratos: 65.2g, Grasas: 25.4g

OTROS TITULOS DE ESTE AUTOR

70 Recetas De Comidas Efectivas Para Prevenir Y Resolver Sus Problemas De Sobrepeso: Queme Calorías Rápido Usando Dietas Apropiadas y Nutrición Inteligente

Por

Joe Correa CSN

48 Recetas De Comidas Para Eliminar El Acné: ¡El Camino Rápido y Natural Para Reparar Sus Problemas de Acné En 10 Días O Menos!

Por

Joe Correa CSN

41 Recetas De Comidas Para Prevenir el Alzheimer: ¡Reduzca El Riesgo de Contraer La Enfermedad de Alzheimer De Forma Natural!

Por

Joe Correa CSN

70 Recetas De Comidas Efectivas Para El Cáncer De Mama: Prevenga Y Combata El Cáncer De Mama Con una Nutrición Inteligente y Alimentos Poderosos

Por

Joe Correa CSN